Aylin Kizilkaya

# Sugaring

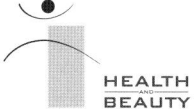

HEALTH
—AND—
BEAUTY

Aylin Kizilkaya

# SUGARING

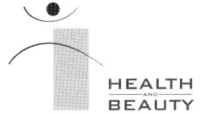

HEALTH
AND
BEAUTY

1. Auflage

Die Deutsche Bibliothek – CIP – Einheitsaufnahme

Aylin Kizilkaya:
**Sugaring**
1. Auflage Karlsruhe: Health and Beauty, 2010

Bei Vervielfältigung für gewerbliche Zwecke ist gemäß § 54 UrhG eine Vergütung an den Verlag zu zahlen, deren Höhe mit dem Verlag zu vereinbaren ist.

©2010 Health and Beauty, Karlsruhe

ISBN 3-938939-19-2

# INHALT

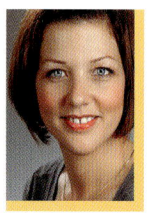

**AYLIN KIZILKAYA, GEB. 1969,** absolvierte sowohl in der Türkei als auch in Deutschland eine Ausbildung zur Kosmetikerin. Sie arbeitete zunächst ein Jahr in Istanbul als Beauty-Profi; anschließend war sie acht Jahre für die Estée Lauder Companies in Norddeutschland tätig. Seit Herbst 2008 führt sie ihr eigenes Studio in Bad Vilbel bei Frankfurt am Main, in dem sie auch Seminare für Kosmetikerinnen anbietet. Ihre besondere Leidenschaft gilt der Haarentfernung mit Zuckerpaste.
Weitere Infos: www.elle-depilationsschule.de

# Vorwort

Liebe Leser/innen,

meine Kosmetikausbildung habe ich in den Jahren 1998 bis 2000 zunächst in Istanbul und später noch einmal in Deutschland absolviert. Die Ausbildung in der Türkei ist deutlich praktischer orientiert. Die Depilation hat hier einen sehr hohen Stellenwert. Wer nicht geschickt enthaaren kann, braucht dort erst gar nicht zur Prüfung erscheinen. Ich habe während der Ausbildung viele, viele Stunden die unterschiedlichsten Depilationstechniken geübt. Wir haben das Enthaaren mit Nadeldepilation, Fadentechnik, Pinzette und vor allem Zuckerpaste erlernt. Die selbstverständliche Art mit den verschiedenen Techniken umzugehen, schätze ich an der türkischen Schönheitskultur sehr. In der deutschen Ausbildung lernte ich über die Depilation so gut wie gar nichts Neues mehr. Damals war die Haarentfernung in Deutschland noch von geringer Bedeutung. Dafür habe ich hier weit mehr über Hygiene und Anatomie gelernt. Während früher in vielen türkischen Friseurgeschäften mit Stoffstreifen aus zerschnittenen Bettlaken depiliert wurde und ein- und derselbe Spatel viele Beine zu sehen bekam, sind wir hierzulande in Sachen Hygiene doch um einiges fortschrittlicher und verwenden Einmalspatel, Vlies und Handschuhe.

Ich empfinde es als ein großes Geschenk, zwei Kulturen zu kennen und aus diesen ihre jeweiligen Stärken herausziehen zu können. Dieses Handbuch soll helfen, altes orientalisches Wissen auf den heutigen Standard in Kosmetikinstituten zu bringen.

Ihre Aylin Kizilkaya

# 1. Die Depilation mit Zuckerpaste

### Allgemeines

Die Depilation mit Zuckerpaste gehört zu den ältesten Techniken der Haarentfernung, denn sie wurde schon zu Kleopatras Zeiten angewandt. Bereits damals schätzten sowohl Frauen als auch Männer das Entfernen lästiger Härchen. Da es noch keinen Haushaltszucker gab, verwendete man Honig, kochte ihn mit Zitronensaft und Wasser ein und nutzte den ziehbaren Karamell zur Haarentfernung. Zuckerpaste hat sich als Enthaarungsmittel im Orient, in Nordafrika und im südamerikanischen Raum durchgesetzt. In der Türkei und in den umliegenden Ländern wird sie mit dem Spatel aufgetragen und mit Baumwollstreifen abgezogen. Die Methode ist unkompliziert und der Stoff kostet hier aufgrund des Baumwollanbaus wenig. In Nordafrika dagegen wird häufiger die manuelle Technik angewandt. In den orientalischen Ländern depilieren die Frauen noch oft gemeinsam monatlich bei Tee und Gebäck. Eine der Damen kocht jeweils die Zuckerpaste und dann wird reihum depiliert. In den Städten gehen afrikanische Frauen inzwischen eher zur Kosmetikerin oder lassen sich beim Friseur – zum Beispiel während die Coloration einwirkt – hinter einem Vorhang die Unterschenkel enthaaren.

Früher hat man Zuckerpaste ausschließlich selbst hergestellt; heute gibt es in jedem türkischen Lebensmittelladen Zuckerpaste für den Eigengebrauch. Die islamischen Länder verstehen die Depilation als ein hygienisches Muss, ähnlich wie das Zähneputzen. Zudem hat ein Orientale Mühe beispielsweise einen Damenbart ästhetisch zu finden. Der Maßstab, was schön oder unschön ist, ist ein anderer als hierzulande. Nach Knoblauch zu riechen oder ein paar Pickel zu haben, gilt dort als weniger unschicklich als eine üppige Bein- oder Armbehaarung. Während orientalische Frauen daher viel Zeit auf die Haarentfernung aufwenden, kommen Europäerinnen eher zur Fußpflege und zur Gesichtsbehandlung ins Kosmetikinstitut. Bis dato machen Kosmetikerinnen schätzungsweise über die Hälfte ihres Umsatzes mit Gesichtsbehandlungen und nur einen geringen Prozentsatz mit Depilation. In den USA lässt sich der Großteil aller Frauen professionell enthaaren.

In den 70er und 80er Jahren empfand man die Depilation als barbarisch. Alle Haare wurden ganz natürlich in voller Länge stehen gelassen. Männer zeigten stolz ihr Brusthaar – vielleicht erinnern Sie sich an Tom Selleck alias Thomas Magnum oder an Sean Connery alias James Bond? Und auch bei prominenten Damen konnte man Achsel- oder Beinhaare entdecken, denken Sie an Nena im Video zu „99 Luftballons". Erst in den 90ern entstand auch in den USA und in Europa eine Enthaarungskultur. In den USA sowie in England und Frankreich hat sich die Depilation mit Zuckerpaste inzwischen durchgesetzt. In Kaufhäusern findet man dort Zuckerpaste für den Eigengebrauch – hübsch verpackt und oft mit Düften versetzt … Auch in Deutschland hat sich Einiges getan. So kann man inzwischen beispielsweise Zuckerpaste in Patronenform mit Rollaufsatz kaufen. Zudem gibt es jede Menge türkische Lebensmittelläden, die Zuckerpaste für den Eigengebrauch anbieten. Im Profibereich gibt es exzellente Pasten für die Anwendung im Institut.

Und die Anzahl von Kundinnen und Kunden, die eine Depilation wünschen, nimmt stetig zu. Viele fangen dabei mit den Unterschenkeln an und wagen sich dann nach und nach auch an andere Bereiche.

### Unterschied Wachs / Zuckerpaste

Die meisten Kosmetikerinnen verwenden Wachs im Rollsystem oder Azulenwachs, welches hart wird und ohne Vlies abgenommen wird. Einige Wachsarten sind wasser-, die meisten jedoch öllöslich. Die größten Unterschiede zur Zuckerpaste:

> ▶ Die Arbeitstemperatur von Wachs liegt um etwa 10 °C höher als die von Zuckerpaste. Zuckerpaste wird – je nach Technik – bei 35 bis 42 °C verwendet.
> ▶ Zuckerpaste ist wasserlöslich und hinterlässt keine Rückstände auf Textilien, öllösliches Wachs sehr wohl.
> ▶ Sie können sich nach dem Auftragen von Zuckerpaste Zeit lassen, denn die Körper-

wärme sorgt dafür, dass die Paste die gewünschte Konsistenz behält und nicht zu fest wird.

- Zuckerpaste nimmt weniger Hautschuppen ab.
- Die Haut ist oft weniger gerötet als bei Wachs.
- Es kommt bei der Depilation mit Zuckerpaste deutlich seltener zu allergischen Reaktionen als bei Wachs, wobei diese oft nicht auf das Wachs selbst, sondern auf das verwendete Reinigungsöl zurückzuführen sind.
- Bei der Tendenz zu eingewachsenen Haaren können Sie mit der manuellen Technik in Haarwuchsrichtung arbeiten, was die Gefahr des Einwachsens deutlich verringert.
- Die Haarentfernung mit Zuckerpaste wird von den meisten Kundinnen als schmerzärmer empfunden.

### Warum nicht einfach rasieren?

Nach dem Rasieren wachsen Körperhaare härter und dunkler nach. Die ersten Depilationen tun der Kundin mehr weh, weil diese dicken Haare erst einmal entfernt werden müssen. Kaum ist das rasierte Haar raus, wachsen die nachfolgenden Haare feiner und weicher nach. Mädchen die noch nie rasiert haben, haben dünne feine Haare – genauso ältere Frauen, wenn sie nicht rasiert haben. Aber die gute Nachricht ist: Mit etwas Geduld werden die Körperhaare jeder Frau weniger und weicher.

### Wann darf nicht depiliert werden?

Generell ist die Grenze bei Zuckerpaste sehr viel höher anzusetzen als bei Wachs. Dennoch ist bei einigen Hautzuständen Vorsicht geboten:

- Nach Säurebehandlungen oder Dermabrasionen sollte die Haut etwa drei bis vier Monate lang nicht depiliert werden.
- Bei allen venösen Problemen, insbesondere Phlebitis, sollte grundsätzlich nicht depiliert werden.

- Bei Krampfadern sollte man nicht depilieren, wenn diese schmerzempfindlich sind oder auf Druck Schmerzen verursachen.
- Behaarte Muttermale sollten nur in Absprache mit dem Hautarzt depiliert werden, ansonsten gegebenenfalls die Haare einfach abschneiden.
- Bei Sonnenbrand (auch nur leicht von der Sonne gerötete Haut) bitte nicht depilieren, das gibt sofort Quaddeln auf der Haut!
- Bei Ödemen wird die Depilation als schmerzhaft empfunden. Ich rate in diesem Fall von der Behandlung ab.
- Diabetiker mit einem Zuckerwert HBA1C Wert über 7 sollten nicht depiliert werden.

Besenreiser, die bei vier von fünf Frauen zu finden sind, stellen hingegen kein Hindernis dar. Sehr gute Erfahrungen habe ich auch bei Kundinnen mit Neurodermitis gemacht. Die Patientinnen können sich häufig nicht rasieren, da die Haut aufgrund ihrer Beschaffenheit schnell blutet. Dann ist die Depilation mit Zuckerpaste ideal. Ganz ähnlich ist es bei Psoriasis.

**Wichtig:** Sind Sie sich unsicher, bitten Sie Ihre Kundin, zunächst ihren Arzt zu befragen!

# 2. Die verschiedenen Techniken

Zuckerpaste lässt sich an allen Körperregionen anwenden. Je nach Haarbeschaffenheit verwendet man dünner oder dicker gekochte Zuckerpaste.

Es gibt drei grundlegende Anwendungstechniken:

> ▶ die Patronenmethode,
> ▶ die Spatelmethode und
> ▶ die manuelle Methode.

Jede dieser Techniken hat ihre Vor- und Nachteile. Ich habe in meinem Kosmetikstudio viele Kolleginnen in der Anwendung der Zuckerpaste geschult. Alle Kolleginnen haben ihren Weg gefunden damit umzugehen. Manche depilieren ausschließlich manuell, andere nur mit dem Spatel. Viele benutzen je nach Situation die eine oder die andere Technik. Wer noch wenig Erfahrung in der Depilation hat, fühlt sich meist erst einmal si-

cherer, wenn er mit Spatel und Vlies arbeitet. Wer schon länger depiliert, sieht oft den Reiz in der manuellen Arbeit.

Ich persönlich mag alle drei Techniken, bevorzuge aber die Spatel-Vlies-Arbeit, weil ich gerne schnell und zügig arbeite. Auch meine Kundinnen haben ihre Vorlieben: Manche favorisieren die eine, manche eine andere Technik. In meiner Praxis gehe ich auf die individuellen Wünsche meiner Kunden ein. Es ist schön, wenn Sie mehrere Werkzeuge haben und je nach Situation und Kundin entscheiden können.

### Die Patronenmethode

Es gibt Zuckerpaste in Patronenform. Die Paste gibt es hierfür nur in einer Stärke, da sie dicker gekocht nicht gut durch den Roller fließen würde. Die Anwendung ist sehr komfortabel. Man steckt

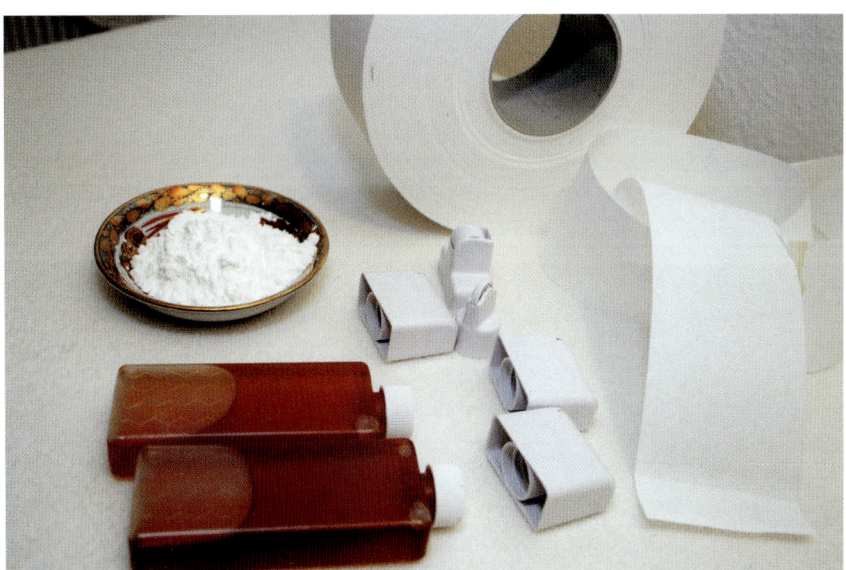

*Patronentechnik*

die Patrone in die dafür vorgesehene Wärmestation, stellt die entsprechende Temperatur am Gerät ein und kann nach etwa 20 Minuten mit der Arbeit beginnen. Die Zuckerpaste sollte dazu etwa 40 °C warm sein. Sie fließt dann wie warmer Honig und die Patrone fühlt sich warm aber nicht heiß an. Sie können die Zuckerpaste bei niedriger Temperatur den ganzen Tag über warmhalten. Haben Sie einen Erwärmer mit mehreren Patronen, sollten Sie alle vorgesehenen Plätze mit Patronen befüllen, da diese ansonsten nicht gleichmäßig erwärmt werden.

Achten Sie unbedingt darauf, die Patronen nicht zu schnell zu erhitzen oder zu heiß werden zu lassen!

Überhitzte Zuckerpaste wird dunkel und zieht die Haare nicht mehr so gut ab. Die Patronenmethode lässt sich besonders gut für Beine und Gesicht sowie für große Flächen wie den Rücken oder die Brust benutzen. Problematisch ist die Handhabung der Patronen hingegen im Intim- und Achselbereich, weil diese nicht glatt genug sind. Ebenfalls schwierig ist die Anwendung bei langen Haaren, da sie sich im Rollaufsatz verfangen können.

Je nach Areal lassen sich unterschiedliche Rollaufsätze anbringen, es gibt drei verschiedene Größen. Die Rollaufsätze werden – anders als beim Wachs – immer wieder benutzt. Waschen Sie sie ganz einfach mit der Hand aus oder reinigen Sie sie in der Spülmaschine. Da Zuckerpaste wasserlöslich ist, lässt sie sich gut entfernen.

Die Patronenmethode ist die teuerste, jedoch lässt sich die Zuckerpaste so dünn und gleichmäßig verarbeiten, wie man es mit dem Spatel nur sehr schwer hinbekommt. Mit keiner anderen Methode kann man zudem so schnell arbeiten. Ein weiterer Vorteil: Sie verbrauchen nur wenig Vlies, weil die Zuckerpaste nur dünn aufgetragen wird. Bleiben in den Patronen Reste der Paste übrig, so können Sie diese einfach zusammengießen.

### Die Spatelmethode

Für die Arbeit mit dem Spatel gibt es viele verschiedene Materialien. Im Achsel- und Bikinibereich tun Einweg-Holzspatel gute Dienste. Man taucht sie in den Topf, trägt die Zuckerpaste auf

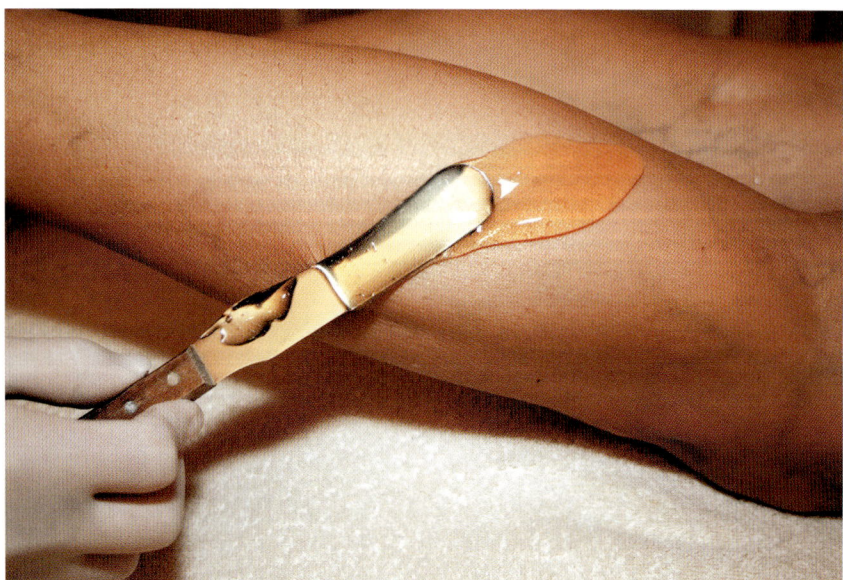

*Ideal: der sichelförmige Spatel*

die entsprechende Stelle auf und wirft sie anschließend weg. Alternativ kann man Plastikspatel verwenden und diese nach dem Gebrauch abwaschen. In diesem Fall sollten Sie immer mehrere Spatel für eine Depilation bereithalten.

Für die Enthaarung der Beine gibt es Spatel aus Metall und Holz in verschiedenen Formen und Größen. Ideal für die Beine sind leicht sichelförmige Metallspatel. Im Achselbereich und in der Bikinizone sind Einweg-Spatel die erste Wahl. Ich persönlich kann die Zuckerpaste am besten mit dem sichelförmigen Spatel sehr dünn auftragen.
Die Paste sollte angenehme 40 °C warm sein und die Konsistenz von Honig haben. Sie haftet dann gut am Spatel und tropft nicht.

Ist die Paste zu warm, wird sie zu dünnflüssig und lässt sich nur schwer verarbeiten. Ist sie wiederum zu kalt, wird die Textur zu zäh. Dann zieht es beim Auftragen und der Verbrauch an Zuckerpaste und Vlies steigt. Beim Arbeiten mit Zuckerpaste gilt grundsätzlich: Je dünner sie aufgetragen wird, desto besser zieht sie die Haare ab.

Zusammengefasst kann man sagen, dass die Spatelarbeit etwas geübt werden muss, aber für die Anwendung im Achselbereich und in der Bikinizone ideal geeignet ist. Sie ist wesentlich kostengünstiger als die Patronentechnik. Allerdings benötigen Sie meist mehr Vlies. Zudem kann die Paste auf Handtüchern Tropfen hinterlassen, wenn sie zu dünnflüssig geraten ist.

Für den Profi-Gebrauch gibt es Zuckerpasten in verschiedenen Stärken: Eine stärkere für die Haare unter den Achseln oder im Intimbereich sowie für alle anderen borstigen Haare und eine dünnere Paste für alle Areale mit feineren Haaren. Möchten Sie nur eine Paste in Ihrer Praxis anwenden, empfehle ich Ihnen, sich die dickflüssigere, zugkräftigere Paste anzuschaffen. Nimmt man nämlich eine zu dünne Paste für dicke störrische Haare, so muss man häufig mehrmals ansetzen, um sie entfernen zu können. Ziel ist es jedoch, alle Haare im ersten Gang zu entfernen. Dies spart Zeit und Material. Nicht zuletzt ist es auch für die Kundin deutlich angenehmer, wenn die lästigen Haare zügig abgehen.

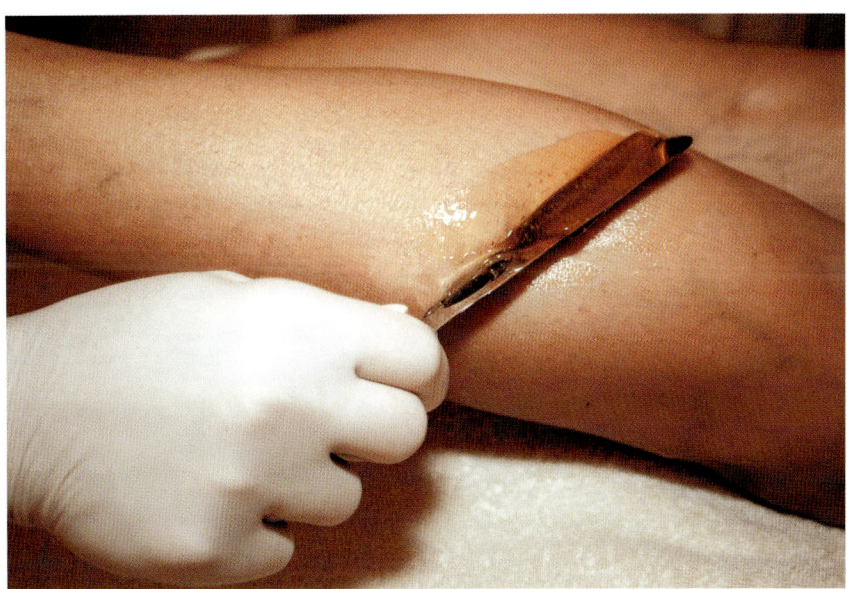

*Paste dünn auftragen*

### Die manuelle Methode (Handtechnik) – das Sugaring

Die Zuckerpaste wird bei der manuellen Methode ohne Spatel oder andere Hilfsmittel aufgetragen und mit der Hand abgezogen. Durch ihren höheren Zuckeranteil fühlt sie sich an wie weiche Knete. Der große Unterschied zu den bereits beschriebenen Methoden: Das Auftragen erfolgt gegen die Haarwuchsrichtung und das Abziehen in Haarwuchsrichtung! Dies hat den großen Vorteil, dass die Haare nicht abbrechen können. Mit der Sugaring-Technik können schon sehr kurze Haare gut entfernt werden. Zu lang sollten die Haare jedoch nicht sein, da ansonsten das Auftragen der Paste ziept.

**Mein Tipp:** Verwenden Sie für diese Technik Einweg-Handschuhe. Im Intimbereich sind diese sowieso ein Muss, sie verhindern zudem, dass die Paste zu warm wird und an der Haut klebt. Nach dem Depilieren streifen Sie die Handschuhe einfach ab und werfen sie weg.

Alle Körperstellen können manuell depiliert werden. Je nach zu bearbeitendem Areal entnehmen Sie ein walnuss- bis tomatengroßes Stück Zuckerpaste mit einem Einmalspatel aus dem Topf und tragen es – je nach Areal – mit ein bis vier Fingern gegen die Wuchsrichtung auf. Wiederholen Sie diesen Vorgang zwei- bis dreimal. Beim letzten Auftragen wird die Bahn etwas verlängert und mit einem Schwung aus dem Handgelenk in mehreren Etappen abgenommen. Wichtig ist, dass Sie die Paste exakt entgegen der Haarwuchsrichtig abnehmen, ansonsten ziept es oder das Ergebnis lässt zu wünschen übrig. Achten Sie zudem darauf, dass die Paste nur an die Fingerspitzen gelangt und nicht in die Handinnenfläche.

Nach ein paar Bahnen werden Sie feststellen, dass die Paste allmählich fester wird und sich nicht mehr so gut verstreichen lässt. Dies liegt an den aufgenommenen Hautschüppchen. Werfen Sie einen Teil der Paste weg und ergänzen Sie frische.

Vergessen Sie bitte nicht, stets den Topf auf Ihr Wärmegerät aufzusetzen. Sonst trocknet die Paste aus und wird zu zäh. Ist die Paste jedoch von Anfang an zu fest, können Sie sie ganz einfach mit ein bis zwei Tropfen Zitronensaft oder Wasser ver-

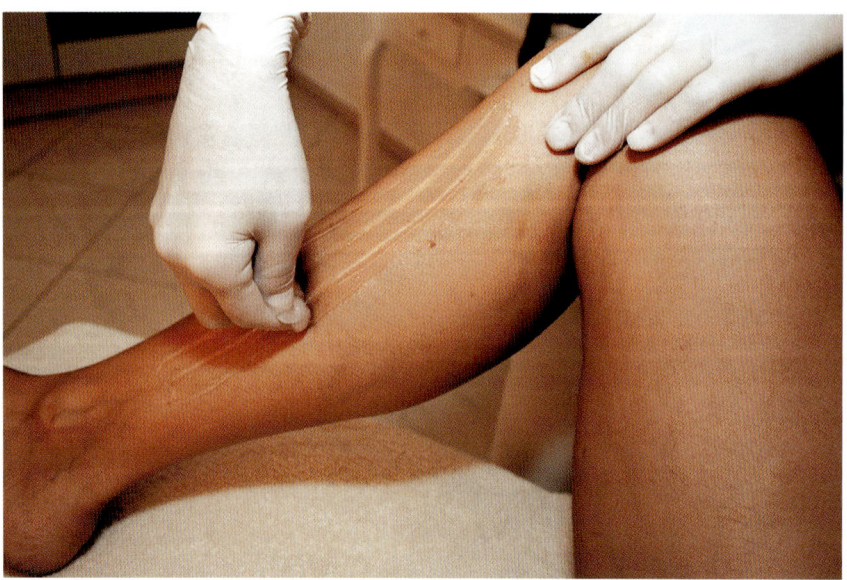

*Handtechnik mit industriell hergestellter Paste*

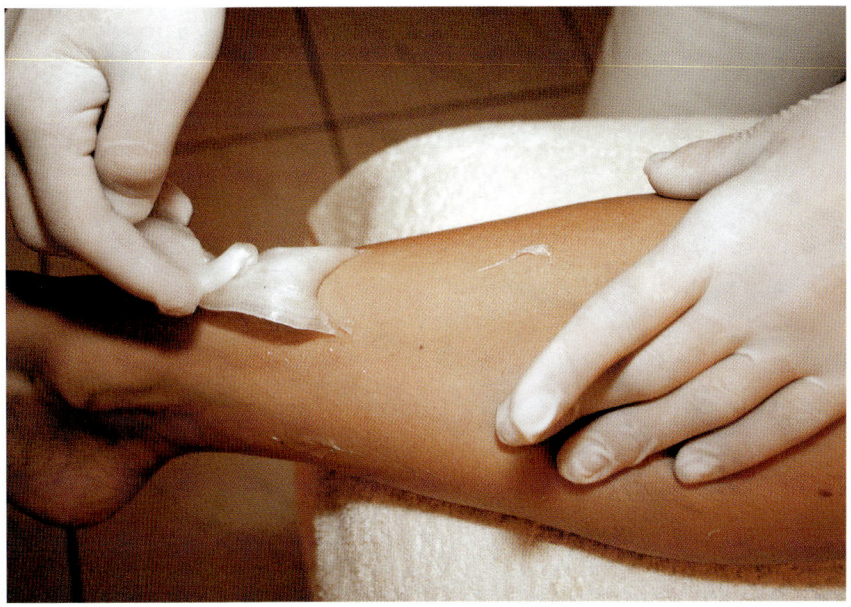

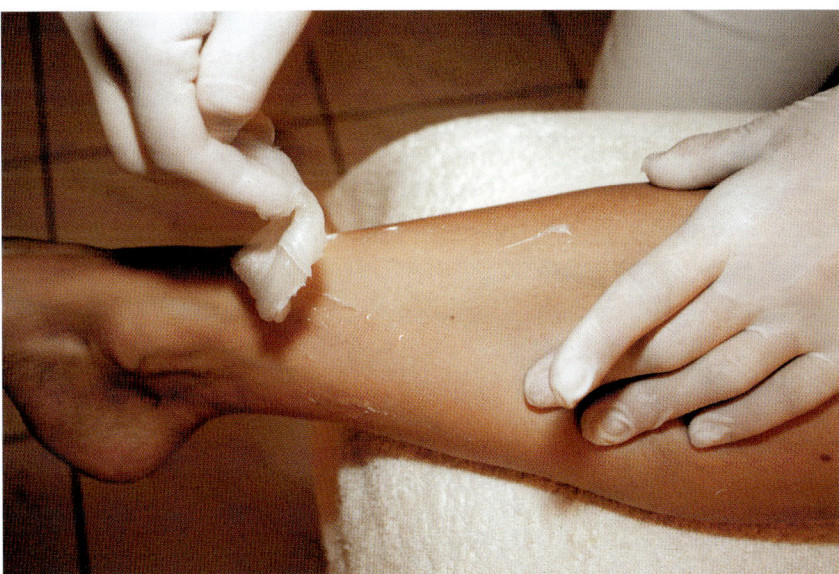

*Paste in mehreren Schritten abnehmen*

dünnen. Oder Sie mischen sie mit einer Verdünnungs-Mix-Paste, bis Sie die gewünschte Konsistenz erreicht haben. Verwenden Sie selbstgekochte Paste, so können Sie zum Verdünnen dünne Spatelpaste oder einen Tropfen Wasser hinzufügen.

Ist die Paste zu warm geworden, wird sie zu dünn und klebt dann an der Haut der Kundin fest. Lassen Sie sie in diesem Fall einfach einen Moment stehen, damit sie abkühlen kann. Meist lässt sie sich dann ohne Probleme wieder abnehmen. Auch ein Richtungswechsel beim Abziehen kann helfen. Sollte auch dies nicht funktionieren, nehmen Sie ein Stück Vlies zur Hilfe oder waschen Sie die Paste vorsichtig ab. Bitte versuchen Sie nicht mehrmals die festgeklebte Paste mit zu viel Druck abzunehmen, dies kann blaue Flecken verursachen!

Ich verwende in meiner Praxis sowohl selbstgekochte als auch industriell hergestellte Paste. Ich habe verschiedene Stärken und mische mir die Konsistenz, die ich gerade brauche. Die manuelle Technik ist die zeitintensivste und man muss erst eine Weile trainieren, bevor man sie dem Kunden anbieten kann. Am besten geeignet zum Erlernen ist ein professioneller Kurs, denn die Handbewegungen sehen zwar sehr leicht aus, müssen aber genau sitzen, da die Paste sonst an der Haut festklebt. Anschließend ist unbedingt weiteres Üben notwendig. Anfangs sollten Sie hierfür eine festere Paste verwenden. Je besser Sie die Handtechnik beherrschen, umso mehr verdünnen Sie die Paste. Ich empfehle den Teilnehmerinnen meiner Kurse, zu Hause immer wieder an den eigenen Beinen zu üben. Neben dem Trainingseffekt spürt man so auch, wie sich das Auftragen und Abnehmen der Paste für die Kundin anfühlt. Lassen Sie sich Zeit mit dieser Methode und versuchen Sie nicht sofort alle Areale damit zu bearbeiten.

# 3. Zuckerpaste selbst herstellen

In den orientalischen Ländern kann fast jede Frau Zuckerpaste kochen. Im Grunde ist die Herstellung ganz einfach. Dennoch sollte man eins nicht vergessen: Zuckerpaste selbst herzustellen, ist wie Kuchenbacken. Während Industrieprodukte standardisiert sind, sieht unser eigenes Brot jedes Mal ein wenig anders aus. Und wenn wir einen Fehler machen, kann das Ergebnis auch mal misslingen. Von den Materialkosten her gesehen, ist selbstgekochte Paste äußerst günstig. Man braucht dafür lediglich weißen Haushaltszucker, Zitronensaft und Wasser. Sie ist außerdem äußerst haltbar, da sie in sich konserviert ist. Ich habe noch nie verschimmelte Zuckerpaste gesehen! Je öfter oder länger die Paste erhitzt wurde, umso zäher wird diese.

**Das Rezept:**

Mischen Sie ¼ Tasse Zitronensaft (frisch gepresst oder aus der Flasche), ¼ Tasse Wasser und etwas mehr als 1½ Tassen Zucker für eine Spatelpaste beziehungsweise 2 Tassen Zucker für eine manuelle Paste.

Alle Zutaten werden in einen hohen Topf gegeben, mit dem Holzlöffel vermengt und bei mittlerer Hitze erhitzt. Nach kurzer Zeit wird der Zucker flüssig und die Masse fängt an zu sprudeln. Ähnlich wie beim Marmeladekochen entsteht hierbei Schaum. Zunächst ist die Paste weiß. Nach einigen Minuten verändert sie ihre Farbe von zunächst champagner- bis zart apfelsaftfarben. Nun den Topf beiseite stellen und die Paste abkühlen lassen. Vorsicht: sie ist bis zu 130° C heiß! Im abgekühlten Zustand ist die Paste honig- bis bernsteinfarben. Erst wenn sie abgekühlt ist (auf etwa 60° C), aber noch fließt, füllen Sie die Paste in ein geeignetes Gefäß um.

Die Zuckermenge bestimmt die Konsistenz und Zugkraft der Paste. Für Rücken-, Brust- und Beinhaare reicht eine Paste mit 1,5 Tassen Zucker.

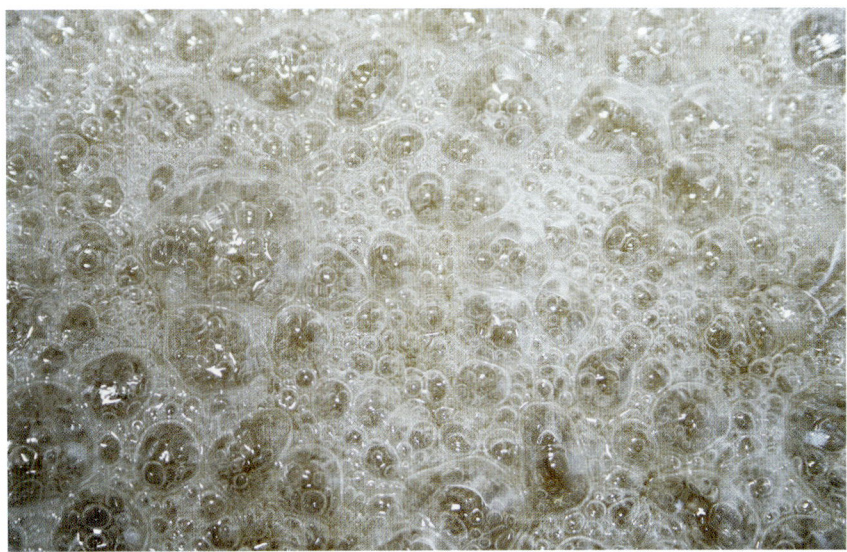

*Die Paste beginnt zu schäumen*

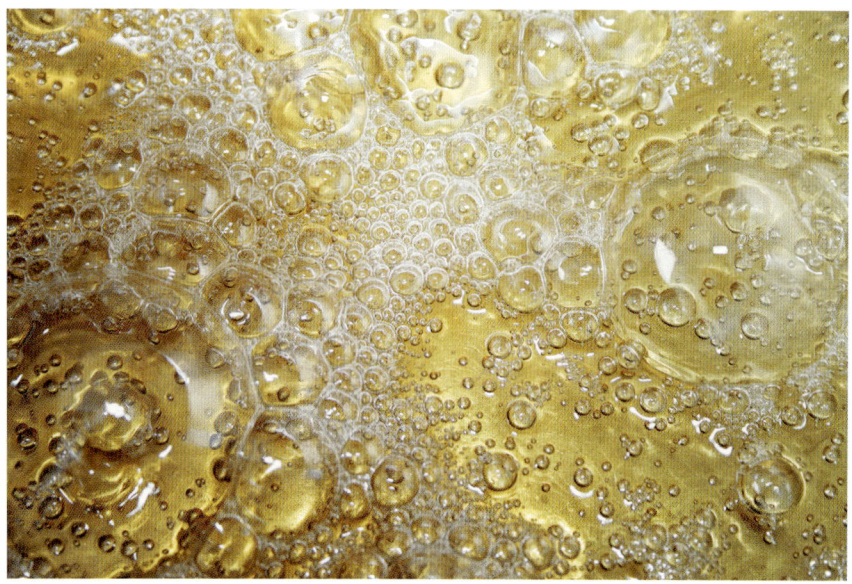

*Jetzt beiseite stellen*

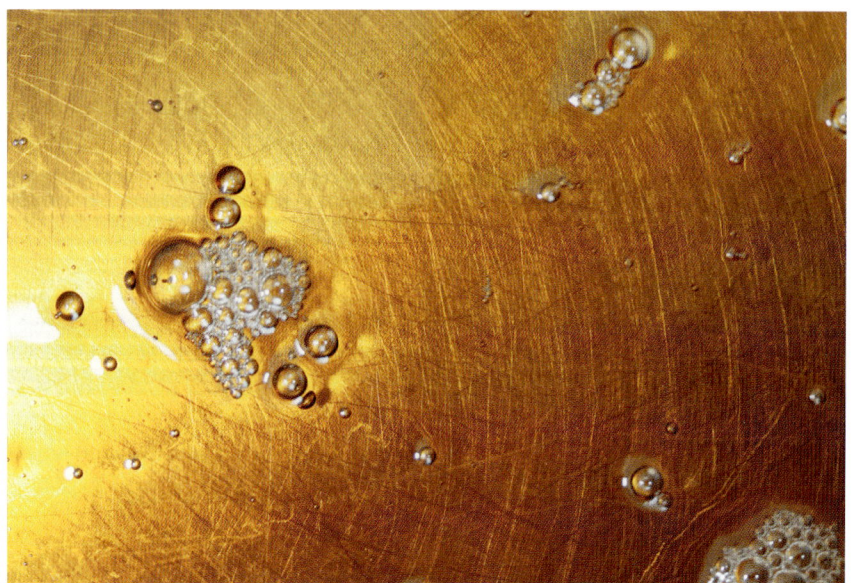

*So sieht die abgekühlte Paste aus*

Für Bikini und Achseln sollte Sie ca. 1,7 Tassen Zucker verwenden. Diese Paste ist dann zugfähiger und kann auch schon für die manuelle Handtechnik verwendet werden.

Bei 2 Tassen Zucker ist die Paste für die Spatelarbeit zu zäh. Diese Paste ist eine festere Handpaste – ideal zum Üben.

Ist Ihnen die Paste zu weich geraten, fügen Sie beim nächsten Mal mehr Zucker hinzu. Ist sie zu hart, nehmen Sie beim nächsten Mal einfach weniger Zucker. So bestimmen Sie selbst, welche Konsistenz und Zugkraft Ihre Zuckerpaste haben soll. Die fertige Paste sollten Sie immer vorsichtig erwärmen, da man sich schnell damit verbrennen kann. Es gibt im Handel gute Wärmestationen mit Eimern zum Einsetzen. In diesen kann man selbstgemachte Zuckerpaste gut für den professionellen Gebrauch erwärmen und konstant warm halten.

Neben dem Kochen der Zuckerpaste gibt es auch die Möglichkeit auf industriell hergestellte Pasten zurückzugreifen. Diese sind meist weiß, da moderne Verfahren es ermöglichen, auf Zitronensaft zu verzichten. Die Produkte sind von hoher Qualität und für den Profibereich bestens geeignet, da man sehr lange damit arbeiten kann, ohne dass die Paste zäh wird. Abraten möchte ich davon, Zuckerpaste in leere Patronen abzufüllen. Diese Arbeit lohnt sich wirklich nicht!

Ob Sie Ihre Zuckerpaste nun selbst kochen oder auf fertige Produkte zurückgreifen, bleibt alleine Ihnen überlassen. Mit beiden Wegen werden Sie Erfolg haben.

### Gastbeitrag von Olav Friis & Kim Andersen, Firma danlab ltd.

Zuckerpaste zur Enthaarung des Körpers ist in vielen Variationen und Konsistenzen weltweit erhältlich. Für den privaten als auch für den gewerblichen Einsatz.

Enthaarungstechniken beziehungsweise Abziehempfehlungen sind sehr vielfältig und unterscheiden sich in der Regel durch die Einsatzkriterien. Eine privat nutzbare Zuckerpaste wird meist in kleinen Mengen, z.B. in der eigenen Küche hergestellt.

Eine gewerblich nutzbare Zuckerpaste wird maschinell in großen Mengen produziert (mehrere Tonnen). Für eine gewerbliche Nutzung in Europa gelten verschiedene Zulassungskriterien. Hier sind die Produktions- bzw. die Markteinführungsmöglichkeiten deutlich eingeschränkt. In Europa zugelassene Zuckerpaste muss eine GMP-Norm (GMP: Good Manufactoring Practise) erfüllen, die mit den Zulassungskriterien der FDA (FDA: Federal Drug Administration) in den USA nicht vergleichbar ist. Normen wie diese, sind in der eigenen Küchenabfüllung nicht einzuhalten und darum dürfen solche Produkte nicht gewerblich vertrieben werden. Die Einhaltung bzw. Beantragung einer GMP- Produktion ist sehr kostenintensiv. Auch das Sicherstellen einer gleich bleibenden Konsistenz der Zuckerpaste ist ein kostspieliges Verfahren. Eine solche Konsistenz der Zuckerpaste ist jedoch Voraussetzung für ein erfolgreiches Arbeiten im Fachinstitut. Die optimale Konsistenz führt dazu, dass die Zuckerpaste länger einsetzbar ist (kleinere Mengen sind auch verwendbar) und nicht so schnell zäh wird. Dadurch relativiert sich der Preis gegenüber der Selbstherstellung erheblich. Auch stellt die Produktionsmenge der Zuckerpaste eine Herausforderung dar. Ein Hochrechnen von kleinen auf große Mengen ist nicht 1:1 möglich und erfordert sehr präzise Produktionskriterien. Eine gewerblich hergestellte Zuckerpaste ist durch den Verzicht auf Zitronensäure weiß. Zitronensäure ist bei der gewerblich hergestellten Paste nicht von Nöten und bietet keine Vorteile, sondern stellt ein unnötiges Allergiepotenzial dar.

# 4. Der Arbeitsplatz

Die Liege sollten Sie für die Depilation etwas höher als zur Kosmetikbehandlung einstellen, damit Sie keine Rückenprobleme bekommen. Einige Studios verwenden als Auflage Ärztekrepp, welches nach jedem Kunden ausgetauscht wird. Das ist sicher sehr hygienisch, für eine Gesichtsbehandlung oder Massage jedoch ungemütlich. Für die Wintermonate eignet sich eine vorgewärmte Wärmedecke, damit die Kundin nicht friert.

Direkt am Arbeitsplatz sollte immer ein feuchter Waschlappen oder eine feuchte Kompresse liegen. Diese braucht man sehr häufig, denn Zuckerpaste ist klebrig und so muss man nicht ständig den Arbeitsvorgang unterbrechen. Ebenso sollten Wärmegeräte, Vlies, Spatel und ein Mülleimer für die gebrauchten Vliesstreifen in der Nähe stehen.

Achten Sie auf eine gute Beleuchtung, bei zu geringer Lichtstärke kann man leicht einige Härchen übersehen.

**Erwärmer**

Wenn Sie gerne mit der Patrone arbeiten, lohnt es sich, mindestens zwei Handgeräte für die Patronen anzuschaffen, denn für Unterschenkel mit Fuß und Knie brauchen Sie etwa zwei Drittel einer Patrone, für Rücken und Brust etwa eine ganze. Das heißt, eine Patrone ist schnell verbraucht. Arbeiten Sie lieber mit dem Spatel oder mit der Handtechnik, so können Sie einen Kombi-Erwärmer benutzen. Dieser hat einen herausnehmbaren Eimer. Egal, ob Sie selbstgekochte oder gekaufte Zuckerpaste verwenden, Sie können beides in diesem Gerät erwärmen. Ich lasse meine Wärmegeräte während der Arbeitszeit ständig an. Zuckerpaste mag das ständige Aufwärmen und Abkühlen nicht. Für mich ist das Arbeiten so am leichtesten, denn so muss ich mir keine Gedanken machen, ob die Paste gerade die richtige Konsistenz hat. Zwar verschleißen die

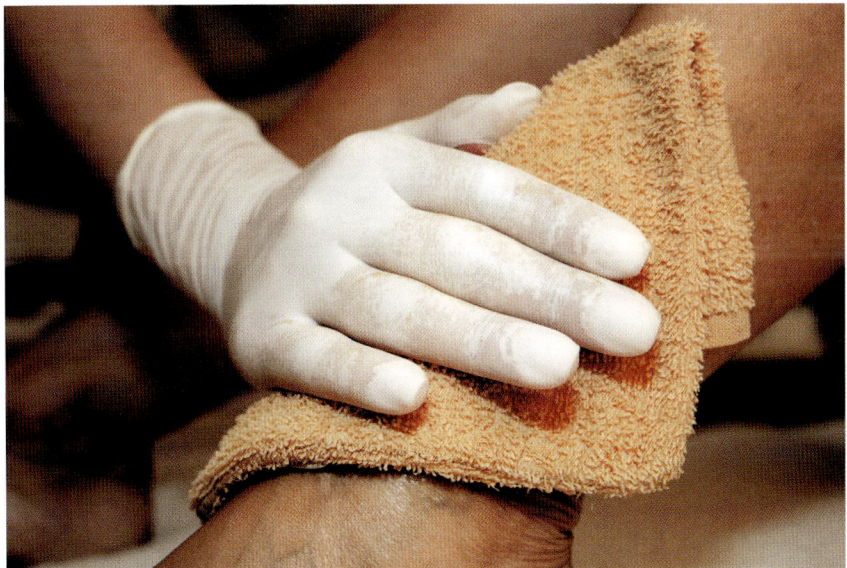

*Mit feuchter Kompresse nachreinigen und beruhigen*

Wärmegeräte so etwas schneller, doch für mich überwiegt der Vorteil, dass ich auch spontan depilieren kann.

## Handschuhe

Aus hygienischen Gründen sollten Sie während der gesamten Depilation grundsätzlich Handschuhe tragen. Die richtige Wahl sind dünne, reißfeste und vor allem eng sitzende Handschuhe aus Latex oder Vinyl. Beim Enthaaren kann Lymphflüssigkeit oder Blut austreten und im Intimbereich können sich Pilze und Keime tummeln. Bei der manuellen Technik sind Handschuhe wie be-

reits beschrieben ohnehin unabdingbar. Wenn der Handschuh Sie beim Einreiben über dem Vliesstreifen stört, können Sie ihn ganz leicht an einer feuchten Kompresse anfeuchten. So gleitet er leicht über das Vlies.

## Vliesstreifen

Früher hat man alte Bettwäsche statt Vliesstreifen benutzt. Alternativ kann man auch Leinen- oder Zellophanstreifen verwenden. Für die Praxis empfehle ich glatte Vliesstreifen. Am preisgünstigsten sind 100-Meter-Rollen, von denen Sie sich die gewünschten Längen selbst abschneiden können.

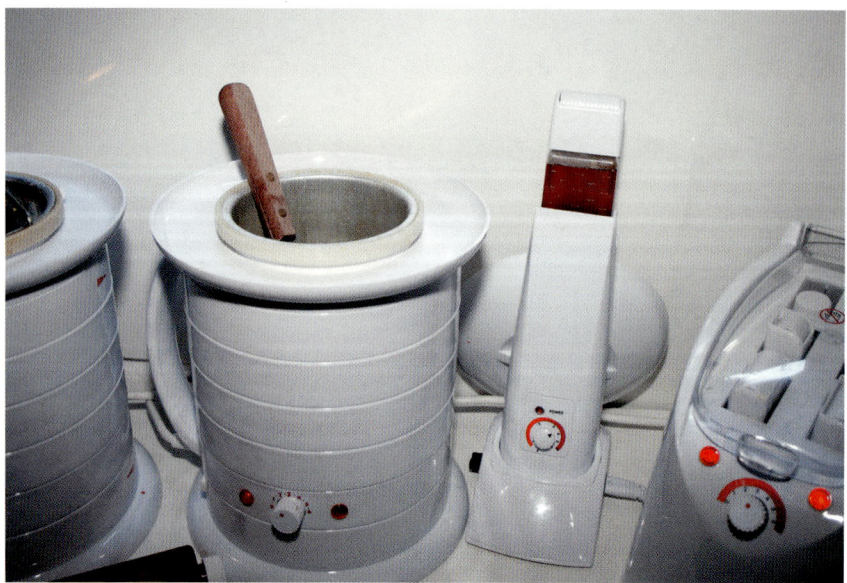

*So kann ihr Arbeitsplatz aussehen*

# 5. Die Depilation verschiedener Körperregionen

Idealerweise kommt die Kundin mit einer Haarlänge von etwa 0,3 bis 0,5 Zentimeter. Sind die Haare zu kurz, ist es mühsamer, sie zu entfernen. Weisen Sie Ihre Kundin schon bei der Terminvergabe darauf hin!

Grundsätzlich sollten Sie sich eine gewisse Zeit für die Vorbereitung der Depilation nehmen. Ist das zu depilierende Areal zu feucht oder zu fettig, kann die Zuckerpaste nicht ausreichend haften und die Haare gehen nicht gut ab. Die Zeit, die Sie an dieser Stelle investieren, holen Sie durch eine reibungslose Arbeit beim Depilieren wieder heraus. Viele Firmen bieten Tonics und Vorbereitungssprays an, inzwischen gibt es sogar Produkte ohne Alkohol. Diese werden mit einem Papiertaschentuch oder Wattepad aufgetragen. Anschließend wird die Haut trockengerieben. Hinterher kann man einen Hauch von Puder oder Maisstärke auftragen und gut verreiben. Bitte nicht mehr als eine Messerspitze verwenden!

Sie können alle Areale mit jeder Zuckerpasten-Technik depilieren. Im Folgenden stelle ich Ihnen meine bevorzugten Methoden bzw. die meiner Kunden / Kundinnen vor.

## Gesicht

Wenn Sie innerhalb einer Gesichtsbehandlung eine Depilation vornehmen möchten, sollten Sie sich an folgende Reihenfolge der Arbeitsschritte halten:

▶ Reinigen Sie zunächst das Gesicht der Kundin und entfernen Sie den Schweiß- und Fettfilm. Dies geht mit einem Waschgel oder einem Tonic. Anschließend trocknen Sie die Haut mit einer trockenen Kompresse gut ab.
▶ Zur Sicherheit pudern Sie das zu depilierende Areal dünn mit Talkum oder Maisstärke ein.

▶ Nun depilieren Sie je nach Wunsch der Kundin Damenbart, Nasenhaare, Augenbrauen und / oder Flaumhaare.
▶ Anschließend können Sie eine beruhigende Heilerde-Maske auflegen. Diese sollte kühl angerührt werden und nicht auf der Haut trocknen. Sie können stattdessen auch eine kühle Kompresse oder ein feuchtes Vlies auflegen.
▶ Falls Sie eine Ampulle verwenden, nehmen Sie bitte eine mit beruhigenden Wirkstoffen. Aus meiner Sicht eignet sich am besten reines Aloe vera.
▶ Abschließend können Sie im Schulter- und Dekolletébereich massieren.
**Wichtig:** Wenn Sie mit Zuckerpaste depilieren, sollten Sie ansonsten kein Peeling verwenden, da durch die Depilation bereits die obersten Hautschüppchen entfernt werden.

Leider reagieren manche Frauen auf das Entfernen der Flaumhaare insbesondere im Wangenbereich mit Eiterpusteln. Bitte testen Sie die Haarentfernung – wenn die Kundin einverstanden ist – erst einmal an einer kleinen Stelle im Gesicht und warten Sie drei Tage ab. Wenn bis dahin keine allergische Reaktion erfolgt ist, können Sie in aller Ruhe den übrigen Gesichtsflaum entfernen.

## Augenbrauen

Viele Kundinnen wünschen sich schöne Augenbrauen, bekommen den ersehnten Hollywood-Look mit Zupfen alleine jedoch nicht hin. Aus meiner Sicht ist die orientalische Brauenform die schönste und modernste.

Die Augenbrauen gehen dabei zwei Drittel ihrer Gesamtlänge nach oben, erreichen dort ihren höchsten Punkt und enden schließlich idealerweise auf Anfangshöhe. Vorne sollten die Brauen am dicksten und hinten am dünnsten sein. Der häufigste Fehler beim Zupfen geschieht in den

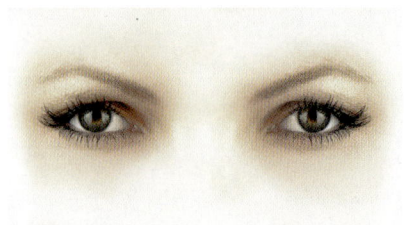

*Die orientalische Augenbrauenform*

vorderen zwei Dritteln der Augenbraue. Die untere Linie sollte so gerade sein, als ob Sie mit dem Lineal eine Linie gezogen hätten. Nur so bekommt man einen schönen Bogen hin.

Das Depilieren der Brauen mit Zuckerpaste ist mit allen Techniken möglich. Die exakte Form muss man jedoch mit Hilfe der Fadentechnik und/oder mit der Pinzette herausarbeiten. In den vorderen zwei Dritteln werden die Haare hochgekämmt und bei Bedarf mit einer kleinen Hautschere gekürzt.

## Nase

Einer der lustigsten Momente sowohl bei der Arbeit mit Kunden als auch in den Schulungen ist immer das Entfernen der Nasenhaare. Ich habe mir angewöhnt bei jeder Gesichtsbehandlung nach den Nasenhaaren zu sehen – auch bei Frauen! Wenn Sie welche sehen, so können Sie diese mit Zuckerpaste schmerzfrei entfernen. Viele schneiden die Nasenhaare mit der Schere ab, ziehen sie mit der Pinzette heraus (Aua!) oder verwenden den Trimmer. Deutlich eleganter funktioniert das Entfernen der Nasenhaare mit Zuckerpaste. Dazu ziehen Sie Latex- bzw. Vinyl-Handschuhe an und nehmen etwas feste Paste. Sie darf keinesfalls zu flüssig sein, damit sie nicht in die Nebenhöhlen laufen kann. Ganz dünn und gleichmäßig wickeln Sie die Paste nun um Zeige- und Mittelfinger. Danach gehen Sie mit einem Finger in das eine Nasenloch, drehen ihn in der Nase um und ziehen ihn dann mit einem sanften Ruck heraus. Mit der anderen Hand halten Sie die Nase der Kundin fest. Mit dem anderen Finger depilieren Sie nun das zweite Nasenloch. Ich nenne das „professionelles Nasebohren". Sie können jedes Nasenloch zwei- bis dreimal depilieren. Bitte

entfernen Sie jedoch nur die Haare, die man sieht. Denn die Härchen haben durchaus ihren Sinn, da sie Schmutzpartikel herausfiltern, die wir mit der Luft einatmen.

## Beine

Die am häufigsten nachgefragte Depilation ist die der Unterschenkel. Dazu gehören Knie und Füße inklusive Zehen. Sie benötigen dafür dünne Paste und Vliesstreifen in verschiedenen Längen. Fangen Sie an der Vorderseite der Unterschenkel mit der Depilation an. Die Kundin sollte dazu bequem auf dem Rücken liegen, die Beine leicht angewinkelt. So lassen sich die Knie am besten depilieren. Da das Schienbein bekanntermaßen am schmerzempfindlichsten ist, sollten Sie rechts und links vom Schienbein beginnen und die Mitte zum Schluss bearbeiten.

Ein großer Vorteil gegenüber der Arbeit mit Wachs liegt darin, dass Sie nun beide Beine gleichzeitig mit Paste einstreichen können. Durch die Körperwärme der Kundin bleibt die Konsistenz der Paste erhalten, sodass Sie die Unterschenkel nun in Ruhe nach und nach enthaaren können. Wie wie es vom Wachs her kennen, tragen Sie die Paste in Wuchsrichtung auf und ziehen sie gegen Wuchsrichtung wieder ab. Am Schienbein kann es Ihnen immer wieder passieren, dass Sie ein zweites Mal darüber gehen müssen. Für die Knie verwenden Sie kürzere Streifen. Bitten Sie Ihre Kundin, ihre Zehen anzuwinkeln, wenn Sie diese depilieren. Dazu nehmen Sie einen Vliesstreifen und drücken ihn mit dem Handballen oder der ganzen Hand fest. Ziehen Sie den Streifen nun schnell und flach gegen Wuchsrichtung ab.

In diesem Bereich haben Sie den höchsten Prozentsatz abgebrochener Haare. Im Intim- und Achselbereich sind die Haare so dick, dass Sie wenig abgebrochene Haare sehen werden. Die Beinhaare sind dagegen recht fein und können je nach Technik mehr oder weniger abbrechen. Bei der Vliestechnik können das rund 25 % der Haare sein, bei der Handtechnik deutlich weniger.

Nach dem Depilieren reinigen Sie die Beine kurz mit einer feuchten Kompresse und fahren nun mit der Rückseite der Beine fort. Bitte beachten Sie, dass die Haare hier quer wachsen. Erst am Ende der gesamten Depilation massieren Sie ein kühlendes Gel oder eine beruhigende Lotion ein.

**Ein Tipp:** Wenn eine Kundin eine umfassende Depilation wünscht, sollten Sie darauf achten, sich nicht zu lange mit den Beinen aufzuhalten. Als Anhaltspunkt gilt: mit der gesamten Arbeit sollten Sie spätestens nach einer Stunde fertig sein, sonst verliert Ihre Kundin langsam, aber sicher die Geduld. Wenn Sie Zeit sparen wollen, verwenden Sie hier einfach die Patronen.

### Achseln

Die Depilation der Achseln stellt eine besondere Herausforderung dar, denn diese Region ist nicht nur besonders empfindlich, die Haare wachsen hier auch kreuz und quer. Im Achselbereich sollten Sie die Haut grundsätzlich entfetten, denn zum einen benutzen die Kundinnen Deo und zum anderen schwitzen viele schon bei dem Gedanken, dass Sie gleich depiliert werden. Einfach dünn etwas Maisstärke auftragen (man sollte den Puder nicht sehen) und gut verreiben. Mit einem Einmalspatel wird nun etwa ein Teelöffel Zuckerpaste dünn und gleichmäßig aufgetragen. Bitte achten Sie darauf, dass das Auftragen angenehm für die Kundin ist. Lange Striche sind dabei besser als kurze ruckartige. Den Vliesstreifen drücken Sie nun gut mit dem Handballen fest. Wichtig: Lassen Sie die Kundin ihre Brust mit einer Hand wegspannen. Das richtige Spannen der Haut ist das A und O einer erfolgreichen Achseldepilation! Je besser gespannt wird, desto besser gehen die Haare ab und desto weniger tut es weh. Gerade bei sehr höhligen Achseln sollten Sie genau darauf achten, dass die Mulde glatt gespannt ist. Hier ist es oft ratsam mit der Handtechnik zu arbeiten, denn dann kommen Sie sehr leicht in die Achselmulde. Depilieren Sie die Achseln mit der Handtechnik, können Sie sehr kleine Areale enthaaren und Ihre Hand der jeweiligen Haarwuchsrichtung anpassen. Nach der Depilation legen Sie eine feuchte Kompresse auf, damit die Haut sich beruhigen kann.

**Was Sie wissen sollten:** Im Achselbereich blutet es während der ersten drei bis vier Depilationen bei vielen Kundinnen ein wenig aus den Haarfollikeln. Dies ist normal und quasi ein Zeichen von

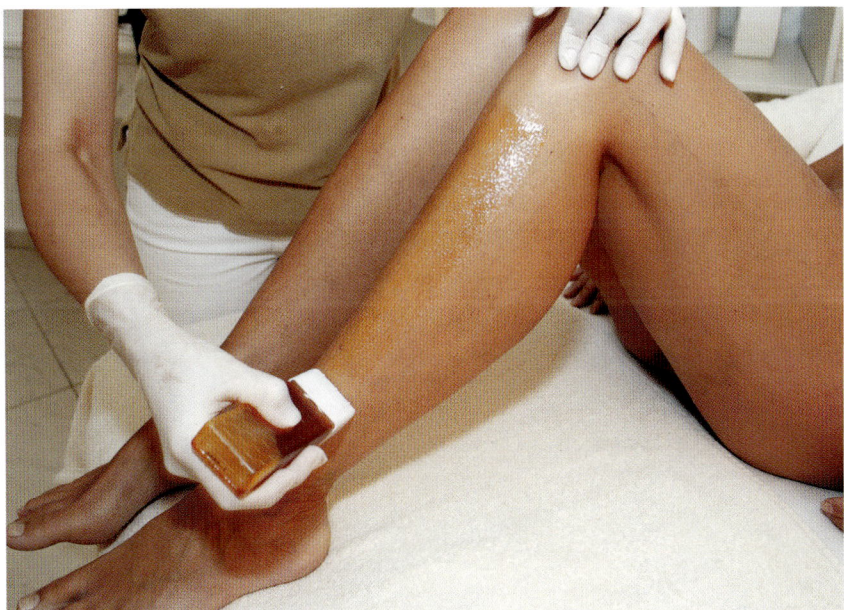

*Sie können gleich auf beide Beine Zuckerpaste auftragen*

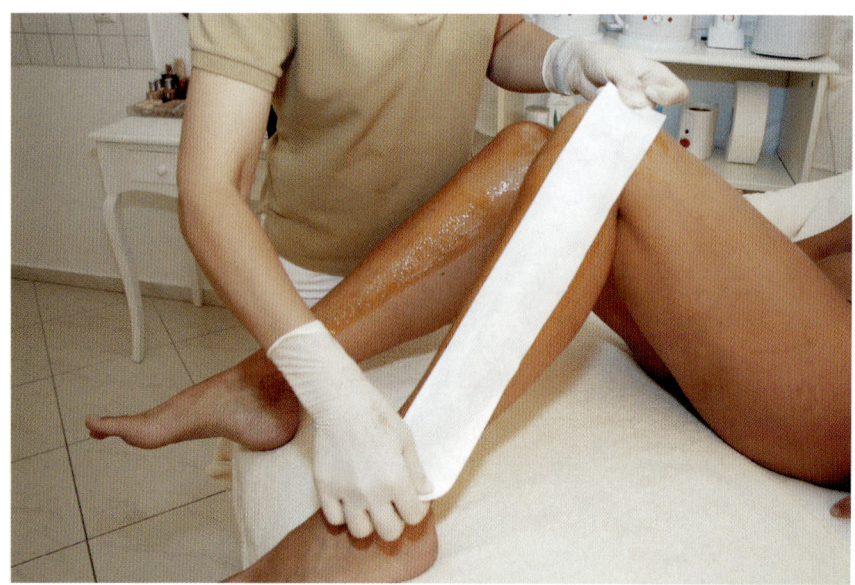

a) Vliesstreifen individuell zuschneiden

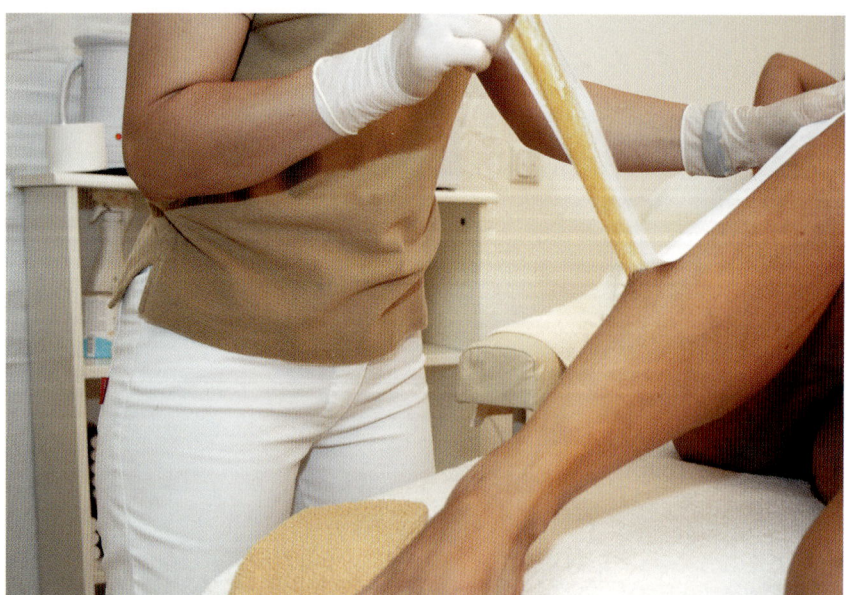

b) mit beiden Händen festhalten und abziehen

Erfolg, denn es bedeutet, dass die Haarwurzel entfernt wurde.

Wenn sich jemand jahrelang unter den Achseln rasiert hat, von Natur aus besonders dicke Haare hat oder ganz einfach ängstlich ist, bietet es sich an, etappenweise zu depilieren. Ich gehe dabei so vor, dass ich meine Kundin nach dem zweiten Abziehen frage, ob ich weitermachen soll oder sie den Rest bis zum nächsten Termin noch einmal rasieren möchte. So wird die individuelle Schmerzgrenze der Kundin geachtet und sie kann selbst entscheiden.

### Bikini-/Intimbereich

Sowohl Kunden als auch Kosmetikerinnen haben Respekt vor der Depilation im Intimbereich. Doch wenn man einige Regeln beachtet, ist dieses Areal nicht sonderlich schwer zu bearbeiten. In meiner Praxis wollen etwa 80 Prozent der Damen die Haare um die Schamlippen herum behalten, während gerade jüngere alle Haare entfernt haben möchten. Das Schönheitsempfinden geht hier

stark auseinander. Allerdings erlebe ich auch immer Überraschungen. Wie viele Kundinnen kamen mit der Absicht, jeweils nur einen Zentimeter rechts und links depilieren zu wollen und gingen ohne ein Härchen wieder raus. Andere wollten sofort alles entfernen, hielten das Ziepen dann aber nicht aus. Da die Haare in diesem sensiblen Bereich recht kräftig sind, sollten Sie Neukundinnen wie bei der Achseldepilation die Möglichkeit einer etappenweisen Depilation anbieten.

Da sich Haare mit einer Länge von über einem Zentimeter hier nur äußerst schwer depilieren lassen, ist es vorteilhaft, die Kundin schon bei der Terminvergabe zu bitten, die Haare auf etwa einen halben Zentimeter zu kürzen. Ansonsten nehmen Sie dies mit einem auswaschbaren Trimmer und einem dünnen Kamm in Ihrem Studio vor. Derart gekürzte Haare können mit Hilfe von ein bis zwei Teelöffeln Zuckerpaste sehr gut mit der manuellen Technik entfernt werden. Ich persönlich bevorzuge in diesem Bereich die Handtechnik, da sich damit selbst die hartnäckigsten eingewachsenen Haare sauber entfernen lassen und die Haut nachher toll sauber aussieht. Sind die Haare jedoch um

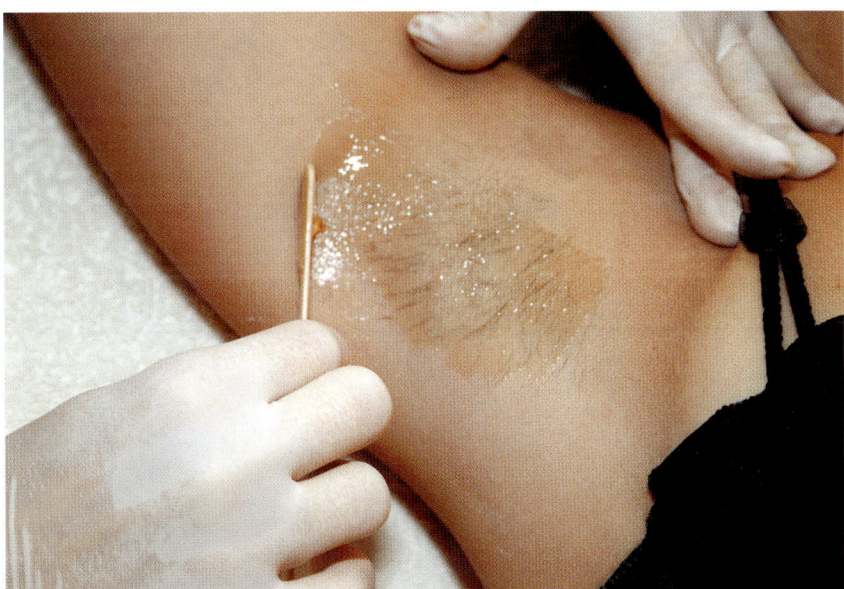

*Achsel beim Auftragen gut spannen*

einiges länger als beschrieben, sollten Sie auf die Vliestechnik zurückgreifen, denn diese zu entfernen, zieht mit der Handtechnik doch zu sehr. Wie bereits im Kapitel 2 beschrieben, ziehen Sie bei der Handtechnik in Wuchsrichtung, bei der Arbeit mit Vlies entgegen der Wuchsrichtung ab. Erfahrungsgemäß gehen – korrekt gearbeitet – bei beiden Techniken fast alle Haarwurzeln sauber heraus. Korrekt abgezogen, brechen dicke Haare auch mit der Spatel oder der Patronentechnik nicht ab.

Es gehört zu den Besonderheiten dieser Körperregion, dass wir es hier mit eingewachsenen Haaren und Entzündungen zu tun haben. Manche Frauen bekommen vom Rasieren eitrige Pusteln oder haben aufgrund älterer Entzündungen Vernarbungen beziehungsweise braune Hautverfärbungen. In diesem Fall ist die manuelle Technik vorzuziehen. Manchmal kann man beobachten, dass aus einem Follikel zwei bis drei Haare sprießen – dies ist ebenfalls eine Folge des jahrelangen Rasierens. Es braucht eine Weile bis diese verschwinden. Doch nach einigen Depilationen werden die Haare zarter und es wächst nur noch ein Haar pro Follikel heraus.

So gehen Sie bei der Intimdepilation Schritt für Schritt vor:

▶ Zur Vorbereitung sollten Sie den zu depilierenden Bereich gut entfetten und pudern.

▶ Fangen Sie an den Seiten rechts und links vom Slip an und bearbeiten beide Seiten synchron, so dass, falls die Kundin die Behandlung nicht fortsetzen möchte, beide Seiten gleich aussehen. Anfänglich habe ich mit Einmalunterhosen gearbeitet. Mittlerweile decke ich die Kundin mit einem Handtuch zu und bitte sie, die Unterhose darunter auszuziehen. So ist es kein Problem, wenn letztlich doch viel mehr depiliert wird als vorher gedacht und es gelangt auch keine Paste auf den Slip. Natürlich ist es wichtig, dass persönliche Schamgefühl der Kundin zu respektieren. Decken Sie einfach nur so viel Haut auf, wie es zum Arbeiten nötig ist.

▶ Absolut notwendig bei der Intimdepilation ist das ausreichende Spannen der Haut. Ih-

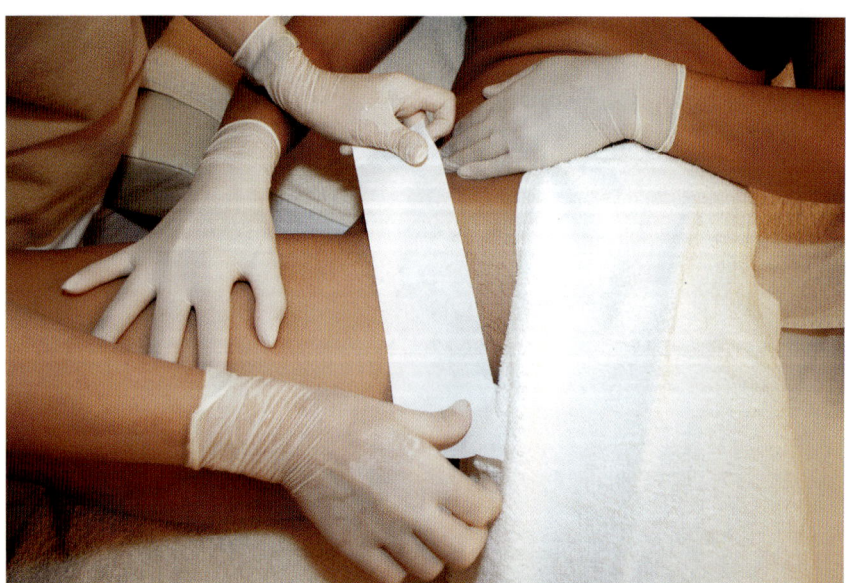

*a) Kundin muss mit beiden Händen spannen*

re Kundin muss dabei mit beiden Händen mithelfen. Es ist Ihre Aufgabe die Hände jeweils so zu platzieren, dass der zu depilierende Bereich straff gespannt ist. Oft sind die Hände der Kundin schwitzig und fettig. Selbst wenn sie dann wunderbar spannt, können Sie nicht mehr gut depilieren weil die Haut feucht geworden ist. Soll mehr als nur jeweils ein Streifen depiliert werden, sollten Sie Ihrer Kundin daher Latexhandschuhe zum Anziehen geben.

▶ Sollen mehr Haare entfernt werden, depilieren Sie die Bikinizone von oben nach unten. Auch hier wieder darauf achten, dass die Haut wie beschrieben gespannt wird. Bitte achten Sie außerdem auf die Wuchsrichtung der Haare, da Sie ansonsten das Einwachsen der Haare provozieren.

▶ Die Kundin zieht jetzt das Bein zu sich und spannt dabei gleichzeitig die Haut. Nun können Sie den Schritt depilieren. Anschließend geht es auf Wunsch mit den Haaren auf den Schamlippen weiter. Zuletzt dreht sich die Kundin um und zieht die Pobacken auseinander, sodass Sie dort die letzten, meist wenigen Haare entfernen können.

▶ Sind sie mit der Depilation fertig, können Sie Ihrer Kundin für ein bis zwei Minuten eine kalte Kompresse auflegen und sie gegebenenfalls mit Aloe vera o. Ä. eincremen.

Noch etwas:
Auf den Preislisten von Depilationsstudios stehen manchmal auf den ersten Blick etwas verwirrende Begriffe. Damit Sie wissen, was man worunter versteht, habe ich die gängigsten aufgelistet, auch wenn ich sie persönlich in meinem Studio nicht verwende. Bitte entscheiden Sie selbst, ob eine solche Listung auf Ihrer Preisliste Sinn macht.

**Bikini:** der Streifen rechts und links entlang der Unterhose wird entfernt. Der Schritt wird nicht depiliert.

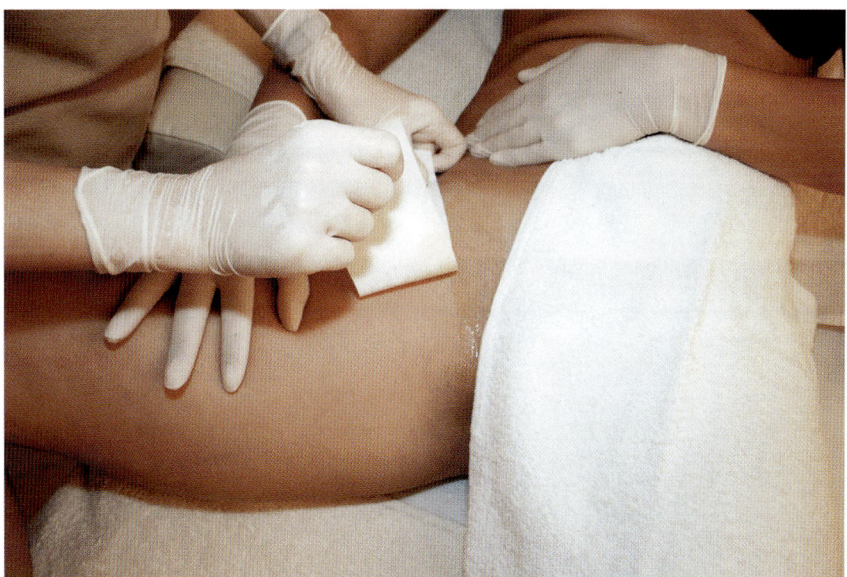

*b) Handschuhe verhindern das Feuchtwerden des zu depilierenden Areals*

**Hollywood cut / Landing strip:** Hier wird deutlich mehr depiliert. Es bleibt ein schmaler Streifen an den Schamlippen. Der Schritt wird depiliert.
**Brasilian:** Alle Haare im Intimbereich werden entfernt. Auf Wunsch der Kundin auch die Haare um den Po.

## Rücken

Immer häufiger kommen Männer mit dem Wunsch nach einer Haarentfernung zur Kosmetikerin mit dem Wunsch nach Haarentfernung. Am häufigsten gefragt ist dabei die Enthaarung des Rückens. Manche meiner Kunden kommen nur einmal vor dem Sommerurlaub, andere regelmäßig jeden Monat. Man kann zusehen, wie die Haare bei monatlicher Depilation weniger werden.

Je nach Haarlänge, -dichte und -menge können Sie den Rücken mit jeder der vorgestellten Techniken depilieren. Der untere Rücken lässt sich gut depilieren, wenn der Kunde liegt. Der Schulter- und Oberarmbereich lässt sich hingegen besser bearbeiten, wenn der Kunde sitzt. Bitte passen Sie Ihre Vliesstreifenlänge an die Dichte der Haare an. Bei sehr vielen oder sehr dichten Haaren sollten Sie jeweils nur kleine Areale depilieren. Das gilt auch für den empfindlichen Nierenbereich.

## Brust

Bei den Brusthaaren verhält es sich ähnlich wie bei den Rückenhaaren. Wählen Sie je nach Haarmenge, -länge und -dichte die für Sie passende und für den Herren schmerzärmste Technik. Um die Brustwarzen herum ist die Schmerzempfindlichkeit hoch. Hier wiederum nur kleine Areale arbeiten.

Als Nachbereitung jeder Depilation wird ein kalter, feuchter Waschlappen auf das depilierte Areal gelegt. Dadurch beruhigt sich die Haut sehr schnell. Außerdem werden Pastenreste damit entfernt. Auf Wunsch kann der Kunde abschließend eingecremt werden, viele mögen jedoch gerne etwas kühles, beruhigendes auf der Haut. Dazu eignen sich leichte, beruhigende Nachdepilationscremes. Diese gibt es von vielen Firmen. Haben sie ein Kosmetikdepot in ihrem Studio können Sie vielleicht ein entsprechendes Produkt verwenden. Gut vertragen werden Gele und Ampullen mit beruhigenden Extrakten (z.b. Lavendel) oder reines Aloe-vera-Gel. Abzuraten ist von zu schweren paraffinhaltigen Lotionen oder ölhaltigen Cremes, da diese allergische Reaktionen begünstigen können.

Weisen Sie Ihre Kundin / Ihren Kunden unbedingt darauf hin, dass sie / er 24 Stunden keine Deos benutzen, nicht ins Solarium oder in die Sauna gehen und keine Peelings machen soll. Die Haut braucht diese Zeit, um sich zu beruhigen.

## Exkurs: Ohrenthaarung

Kommt ein Mann in der Türkei zum Barbier, so wird er zunächst einmal nass rasiert. Anschließend korrigiert der Barbier die Augenbrauen mit einem Faden. Zu guter Letzt nimmt er dann ein Metallstäbchen – z.B. eine Fonduegabel – umwickelt die Spitze mit etwas Watte, taucht sie in Spiritus, drückt die überschüssige Flüssigkeit aus und zündet die Watte an. Mit der Flamme werden nun in Sekundenschnelle die Haare an den Ohrläppchen abgeflammt. Richtig gemacht, tut das nicht weh. Mit der rechten Hand wird abgeflammt und mit der linken die Wärme quasi durch Klopfen der Haut erstickt. Herren schätzen diese Methode sehr. Wenn Sie sich für diese interessieren, empfehle ich Ihnen, zunächst einen entsprechenden Kurs zu besuchen. Anschließend können sie das Abflammen an sich üben. Aber erst wenn man sehr sicher ist, sollte man das Abflammen am Kunden anwenden.

# 6. Fragen aus der Praxis

### Was ist schiefgegangen, wenn die Härchen nicht abgehen?

Es gibt drei Ursachen für eine misslungene Depilation:

1. **Die Haare sind zu kurz.** Für die Handtechnik sollten sie mind. 0,3 Zentimeter, für die Vliestechnik 0,4 bis 0,5 Zentimeter lang sein. Je öfter depiliert wurde und je feiner die Haare sind, umso kürzer dürfen sie sein. Weisen Sie Ihre Kunden an, die Haare entsprechend wachsen zu lassen bzw. Einzukürzen, bevor sie zu Ihnen kommen.

2. **Die Haut ist fettig oder schwitzig.** In diesem Fall löst sich die Zuckerpaste etwas auf und kann nicht so gut abgezogen werden. Bitten Sie Ihre Kundin, sich vor dem Termin nicht einzucremen. Entfetten Sie die Haut gegebenenfalls.

3. **Die Zuckerpaste stimmt nicht in der Konsistenz.** Zu lang beziehungsweise zu oft erhitzte selbstgekochte Zuckerpaste karamellisiert oder wird zäh. Zu kurz gekochte Paste ist zu dünnflüssig und entfernt keine Härchen. Standardisierte Industriepaste ist jedoch sehr verlässlich und gleichbleibend in ihrer Konsistenz.

### Was mache ich bei eingewachsenen Haaren?

Manche Kundinnen haben die Tendenz zu eingewachsenen Haaren. Auch jahrelanges Rasieren kann hierfür die Ursache sein, denn es stimuliert die Hautschüppchenbildung. Daher kann es in der Anfangszeit der Depilation zu eingewachsenen Haaren kommen. Das liegt daran, dass die Haare dünner werden, die Haut allerdings noch verdickt ist. Nach drei bis vier Depilationen gibt sich das.

Vorbeugend kann die Kundin ein bis zwei Peelings pro Woche machen. Besser geeignet als Wellness-Peelings sind Luffa-Schwamm, Rohseidenhandschuhe oder Enzympeelings. Im Orient kennt man dieses Problem übrigens nicht, denn man geht regelmäßig ins Hamam. Dort ist man erst einmal eine Weile in feucht-warmen Räumen und wird dann mit einem Rohseidenhandtuch kräftig abgerubbelt.

### Wie oft sollte eine Kundin zur Depilation kommen?

Je nachdem wie viele Jahre die Kundin zuvor rasiert hat und wie ihre persönliche Haardicke, -dichte und -farbe ist, sollte der Rhythmus anfänglich bei zweieinhalb bis drei Wochen liegen. Nach den ersten drei bis vier Depilationen sind alle zuvor rasierten Haare entfernt und der Rhythmus verlängert sich auf zirka vier Wochen. Dies ist allerdings sehr individuell. Es gibt Kundinnen, bei denen die Haare bereits nach der ersten Depilation dünner, weicher und spärlicher werden. Bei anderen dauert es einige Monate. Fakt ist aber: Es funktioniert immer! Achseln und Bikinizone bringen dabei meist schnellere Ergebnisse, während es an den Beinen etwas länger dauert.

### Wie kann ich meiner Kundin die Angst vor dem Depilieren nehmen?

Ich habe Kundinnen, die haben ihre Kinder ohne jegliche Schmerzmittel bekommen, halten es aber nicht aus, wenn ich ihnen die Augenbrauen korrigiere. Andere zucken während einer Ganzkörperdepilation nicht einmal. Zudem ist das Schmerzempfinden eines Menschen von Tag zu Tag unterschiedlich. Hauptsächlich entscheidend für die Schmerzintensität ist die Haarbeschaffenheit. Sind die Haare dunkel, dick und dicht zieht es mehr als bei Menschen mit hellem, dünnem Haar. Wenn Sie sich den Vliesstreifen ansehen, können Sie die Haarwurzel sehen. Längere Haare ziepen außerdem stärker als kürzere.

Grundsätzlich ist die erste Depilation die schmerzvollste, schon beim zweiten Mal ist alles meist schon viel entspannter. Wichtig ist es, die persönliche Schmerzgrenze der Kundin zu respektieren. Ich habe sehr gute Erfahrung in Etappen-Depilation gemacht, bei der ich eine Neukundin nur solange depiliere, bis sie das Ziepen nicht mehr aushalten möchte. Beim zweiten Mal wird das zuvor depilierte Areal sowie ein weiteres Stück enthaart. So ist die Kundin motiviert weiterzumachen … Ich bin überzeugt, dass jeder depiliert werden kann. Nur jeder hat sein eigenes Tempo.

Die Kolleginnen vom Permanent Make-up benutzen zur Schmerzreduktion gerne schmerzlindernde Salben. Sie werden auf die Haut aufgetragen und wirken nach etwa wenigen Minuten wie eine leichte örtliche Betäubung. Leider lassen sie sich für die Depilation nicht verwenden, denn nach dem Eincremen haftet die Zuckerpaste nicht mehr so gut am Haar. Zudem darf man nur kleine Areale behandeln, sodass der Einsatz bei der Depilation meist ohnehin nicht in Frage kommt. Auch von der Anwendung von Eisspray rate ich ab, da die Paste nicht mehr ausreichend am Haar hält. Was hingegen wirklich gut tut, ist eine kalte Kompresse, die direkt nach der Depilation aufgelegt wird.

### Ab welchem Alter kann depiliert werden?

Meine jüngsten Kundinnen sind zwischen 12 und 13 Jahre alt. Die Mädchen fangen heutzutage in diesem Alter an zu rasieren. Diese Generation möchte nicht selten am ganzen Körper haarfrei sein. In südländischen Ländern fangen die Mädchen von jeher recht früh mit dem Depilieren an, was den riesigen Vorteil hat, dass sie mit 30 so gut wie keine Haare mehr haben – Haare bleiben ewig flaumig dünn.

### Was muss ich bei der Terminvergabe beachten?

Oftmals können es die Kunden nicht lange aushalten, wenn sie störende Haare entdeckt haben. Depilationstermine sollten aus diesem Grund aus meiner Sicht auch kurzfristig möglich sein. Denken Sie bitte daran, Ihren Kundinnen schon bei der Terminvergabe zu sagen, dass Sie uneingecremt zur Depilation kommen sollen. Der Film, den paraffinhaltige Bodylotionen auf der Haut hinterlassen, erschwert die Arbeit extrem. Oft habe ich die Erfahrung gemacht, dass bei sehr reichhaltigen Cremes die Haut selbst nach dem Abduschen noch einen dünnen Fettfilm enthält. Dann kann es passieren, dass Sie dreimal über eine Stelle depilieren müssen, um alle Haare abzubekommen. Dies liegt dann nicht am Material, sondern an der zu geringen Haftung am Haar. Eine Neukundin sollte man darauf hinweisen, dass die Haare mindestens 0,4 Zentimeter lang sein sollten. Im Intimbereich sollte die Kundin die Haare vorher zu Hause auf etwa 0,5 Zentimeter kürzen.

### Soll ich Zuckerpaste in meiner Praxis verkaufen?

Manchmal ist es unmöglich einen gemeinsamen Termin zu finden. Entweder kann die Kundin nicht oder unser Terminplan lässt es nicht zu. Auch ein längerer eigener Urlaub oder der der Kundin, können einem Termin im Wege stehen. Manche Kundinnen halten es nicht aus, die Haare so lange stehen zu lassen, bis sie zu Ihnen kommen können. Andere wollen oder können sich die monatliche Depilation nicht leisten. Das sind einige der Gründe, warum Sie Zuckerpaste in Ihrem Geschäft ruhig auch zum Verkauf anbieten sollten. Ich verkaufe an meine Kundinnen auf Wunsch Zuckerpaste in Patronenform mit Aufsatz und Vlies. Diese kann in der Mikrowelle oder im Wasserbad vorsichtig auf 40 °C erwärmt und benutzt werden. Haben Sie keine Bedenken, dies ist keine Konkurrenz zu Ihrer Tätigkeit! Ich habe so keinen einzigen Kunden verloren. Natürlich sollte der Preis zwischen der gekauften Paste und dem selbst Depilieren sowie der Depilation bei Ihnen nicht zu stark auseinandergehen, damit Ihre Dienstleistung attraktiv bleibt. Der Verkauf der Paste ist quasi ein Service Ihrerseits für Engpässe. Bedenken Sie, dass Ihre Kundin in solchen Fällen ansonsten ganz einfach in die nächste Drogerie gehen wird, um dort Kaltwachsstreifen oder ähnliches zu kaufen.

Intimbereich und Achselbereich sollten Ihre Kundin allerdings nicht alleine depilieren! Wie beschrieben, ist das ausreichende Spannen der Haut absolut notwendig, ansonsten wird das Ganze nicht nur sehr schmerzhaft, es kann auch zu kleinen Blutungen und Blutergüssen kommen.